DE L'IMPORTANCE

DE L'OPHTHALMOLOGIE.

DE L'IMPORTANCE

DE

L'OPHTHALMOLOGIE.

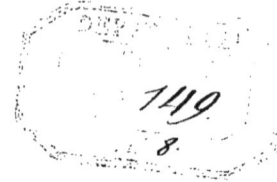

PREMIÈRE LEÇON

DU

COURS D'OPHTHALMOLOGIE

PROFESSÉ A LA FACULTÉ DE MÉDECINE DE MONTPELLIER
PENDANT LE SEMESTRE D'HIVER DE 1857-1858

Par le Dr Louis SAUREL

Professeur Agrégé à la Faculté de médecine de Montpellier, Membre titulaire de l'Académie des Sciences et Lettres de la même ville, Membre correspondant de l'Académie royale de Médecine de Madrid, de la Société de Chirurgie de Paris, des Sociétés de Médecine d'Anvers, de Bordeaux, de Bruges, de Bruxelles, de Gand, de Marseille, de Nîmes, de Paris, de Poitiers; Rédacteur en chef de la *Revue thérapeutique du Midi.*

A PARIS
CHEZ J.-B. BAILLIÈRE ET FILS,
Libraires de l'Académie impériale de médecine,
rue Hautefeuille, 19.

A MONTPELLIER
CHEZ J.-A. PATRAS, LIBRAIRE,
rue du Gouvernement et Grand'Rue, 1.

—

1858.

MONTPELLIER. — J.-A. DUMAS, IMPRIMEUR, PLACE DE L'OBSERVATOIRE, 5.

DE L'IMPORTANCE

DE

L'OPHTHALMOLOGIE.

MESSIEURS,

Lorsqu'on aborde l'étude d'une science, il est nécessaire de rechercher ce qu'elle est dans son passé et dans son présent, quelles sont les bases sur lesquelles elle s'appuie et quel est le but auquel elle doit conduire. Ce n'est qu'après cette sorte d'appréciation générale que l'on peut établir son degré d'importance ou de dignité.

C'est ce que je désire essayer pour l'ophthalmologie.

Fille de l'expérience et de l'observation, cette branche de la science, aujourd'hui si vaste et si riche, n'a été d'abord qu'un assemblage de formules et de recettes empiriques. La fréquence des maladies des yeux, spécialement en certaines contrées, dut nécessairement appeler sur elles l'attention des hommes de l'art; aussi voyons-nous cette partie de la médecine exercée, en Égypte et en Grèce, d'une manière à peu près exclusive, par des hommes qui s'intitulaient *oculistes*.

Les plus anciens ouvrages de médecine renferment des notions sur les symptômes et sur le traitement des maladies des yeux, pour lequel Diogène de Laërce, Théophraste et Hérophile acquirent une grande célébrité.

Hippocrate leur a consacré un petit traité, dans lequel il s'occupe surtout de la cataracte, de l'amaurose et de l'ophthalmie, dont les symptômes sont décrits d'une manière très-confuse. Mais ce qui est surtout digne d'attention, ce sont les traitements qu'il recommande. Ainsi, pour la *cataracte*, il conseille de racler et de cautériser les paupières; puis, si le mal persiste, il veut qu'on applique de gros boutons de feu aux veines du dos, non loin de l'os de l'épine. Dans la *nyctalopie*, on donne l'*elaterium;* on purge la tête, puis on serre fortement le cou, pendant assez longtemps, comme si l'on voulait étrangler la personne. Lorsqu'on lâche le lacs, on fait avaler au malade un ou deux morceaux de foie de bœuf cru, aussi gros qu'il sera possible, trempés dans du miel. Dans la *goutte sereine*, il faut découvrir les os près de la fontanelle et trépaner, pour ôter l'eau qui est dessous. Ce n'est que dans les *ophthalmies* qu'Hippocrate prescrit un traitement un peu rationnel (1).

La partie chirurgicale des œuvres de Celse renferme un long chapitre sur les maladies des yeux. En lisant cet auteur, dont les écrits présentent un résumé net et précis de la pratique chirurgicale depuis Hippocrate jusqu'à l'ère chrétienne, on ne peut s'empêcher de constater des progrès marqués dans l'ophthalmologie. Un grand nombre de maladies y sont décrites avec soin, et leur traitement médical et chirurgical y est exposé avec détails. Dans le nombre, je citerai l'*ophthalmie*, les *pustules* et les *ulcères des yeux*, le *rétrécissement* et la *gratelle des paupières*, la *cataracte*, la

(1) **Hippocrate,** *Traité de la vue*

paralysie des yeux, la *mydriase* et l'*héméralopie*. Parmi les opérations, celles de la *cataracte*, de l'*ectropion*, du *trichiasis* et du *staphylôme* méritent d'être citées par leur exactitude et leur clarté (1).

Galien fit faire peu de progrès à l'ophthalmologie, dont il ne s'occupa que d'une manière accessoire. Cependant, parmi les maladies dont il parle, je dois citer l'*hypopion*, passé sous silence par Celse. Un chapitre du *Traité des lieux affectés* est, de plus, consacré au *diagnostic différentiel des affections primaires et sympathiques des yeux et de leurs annexes, affections dont le siége n'est pas accessible à la vue*. On trouve dans ce chapitre des considérations pratiques d'un haut intérêt, relatives aux sympathies des yeux avec l'estomac, et que ne désavouerait pas la médecine moderne (2).

Il faut arriver à Paul d'Égine, c'est-à-dire au milieu du septième siècle, pour trouver un ouvrage dans lequel la chirurgie oculaire soit l'objet d'une étude approfondie. Paul d'Égine, d'après M. Réné Briau, son savant traducteur, résume la pratique chirurgicale de son époque comme, six cents ans auparavant, Celse avait résumé celle de tous ses prédécesseurs. « Ainsi, dit-il, pour avoir une idée exacte et précise de la chirurgie ancienne, il faut s'en tenir à Celse et à Paul d'Égine. Ils sont les seuls qui nous aient laissé un recueil à peu près complet, séparé du reste de la médecine, et qui nous donnent les particularités essentielles des opérations généralement pratiquées à leur époque (3). »

Celse, sans négliger le traitement chirurgical, a décrit avec soin les symptômes de la plupart des maladies dont il s'occupe; il n'en est pas de même de Paul d'Égine, dans

---

(1) Celse, *Traité de la médecine*, livre sixième, chapitre VI.

(2) *OEuvres anatomiques, physiologiques et médicales de Galien*, traduites sur les textes imprimés et manuscrits, etc.; par le docteur Ch. Daremberg. Paris, 1856. T. II, p. 583.

(3) *Chirurgie de Paul d'Égine*, texte grec, avec traduction française en regard, précédée d'une introduction; par Réné Briau. Paris, 1855, p. 55.

l'ouvrage duquel il n'est guère question que de médecine opératoire.

Quelques progrès ont été obtenus entre ces deux époques; ainsi le médecin grec parle, quoique sans l'adopter, de la perforation de l'os unguis, comme d'une opération commune de son temps, contre l'*œgilops* ou *tumeur lacrymale*. « Dans l'*ectropion*, Celse recommande une incision semi-lunaire, ayant les pointes tournées vers la mâchoire, tandis que Paul prescrit une incision en forme de *lambda*, dont la pointe est tournée vers le globe de l'œil et dont la partie large aboutit à la rangée ciliaire ; il excise ensuite la portion qui se trouve entre les jambes du *lambda* et réunit par deux points de suture. C'est le procédé d'Antyllus (1). »

Après Paul d'Égine, la science tombe dans les ténèbres du moyen âge, et l'ophthalmologie cesse de faire des progrès. Les Arabes, imitateurs serviles de Galien et de Paul, n'ont rien produit d'original ni qui leur fût propre; leurs écrits n'étaient que des copies ou des commentaires des travaux de l'école grecque.

L'époque de la renaissance des lettres fut aussi celle de la renaissance des sciences, et la médecine y participa. Cependant, il faut aller jusqu'au quinzième siècle pour trouver des écrits relatifs à l'oculistique. Plusieurs chirurgiens, parmi lesquels on peut citer Lanfranc et Gui de Chauliac, s'en occupèrent, mais d'une manière accessoire. Plus tard, Ambroise Paré leur consacra de longs et intéressants chapitres de son livre (2).

De grands progrès avaient été réalisés, en pathologie et en chirurgie oculaires. Sans connaître parfaitement le siége de la cataracte, on savait très-bien distinguer les cataractes curables de celles qui ne l'étaient pas ; celles qui étaient *mûres* de celles qui étaient trop *tendres*, et, de plus, on

---

(1) *Chirurgie de Paul d'Égine*, p. 58.

(2) *Les Œuvres* d'Ambroise Paré. Lyon, 1664, p. 381 et suiv. — On y trouve un tableau renfermant une « *méthodique division et dénombrement des maladies qui surviennent aux yeux.* »

savait parfaitement les opérer. La tumeur et la fistule lacrymales étaient combattues par des cautérisations au fer rouge, méthode opératoire que l'on a voulu, de nos jours, donner comme nouvelle.

C'est à la fin du seizième siècle qu'a paru, en France, le premier traité des maladies de l'œil. Il est dû à Jacques Guillemeau, élève d'Ambroise Paré, à qui il a été dédié (1). C'est un livre curieux et qui fait bien connaître l'état de la science à cette époque. L'anatomie de l'œil et de ses annexes y est exposée avec des détails assez étendus et dans un style pittoresque; puis l'auteur décrit les maladies de cet organe, dont il fixe le nombre à *cent treize*.

Les médications les plus étranges sont gravement recommandées par l'auteur. Ainsi, pour « ceste indisposition que l'on nomme en latin *acies solaris* ou *solana visio*, qui est quand l'on ne peut voir qu'aux rayons du soleil », il rapporte que « Auicenne dict estre chose expérimentée, de prendre la serosité qui sort d'vn foye de cheure, estant mis sur les charbons ardents, y adioutant vn peu de sel et poiure long. Acce loue le foye de bouc rosti, estant salé et le manger, et prandre la serosité qui en découle pour en mettre aux yeux, ou bien en receuoir la fumée dedans les yeux quand il rostit. Le fiel de vautour ou d'autre oiseau de proye, melé auec vn peu de ius de pourceau et miel, est recommandé, etc. (2) »

Une remarque singulière et que je dois vous communiquer, c'est que, bien que le livre de Guillemeau ait été publié plus de vingt ans après les œuvres d'Ambroise Paré, lequel l'avait endoctriné en sa maison l'espace de huit années, les

---

(1) *Traité des maladies de l'œil, qui sont en nombre de cent treize, ausquelles il est suiect;* par Iacques Guillemeau, natif d'Orléans, chirurgien ordinaire du Roy et iuré à Paris. — In-12 de 104 pages doublées. A Paris, chez Charles Massé, 1585. (B. F. M.)*

(2) Guillemeau, *loco cit.*, p. 27.

---

* J'indiquerai par cette marque les ouvrages anciens qui existent à la bibliothèque de la Faculté de médecine de Montpellier.

descriptions qu'il renferme sont de beaucoup inférieures, pour la clarté et la précision, à celles de son maître. Il suffit, pour s'en assurer, de lire l'article consacré à la cataracte, dans l'un et l'autre ouvrage.

Quoique très-incomplet et laissant beaucoup à désirer, le traité de Guillemeau a été cependant le seul que les chirurgiens français eussent à leur disposition pendant tout le dix-septième siècle. Les travaux publiés dans cette période n'eurent d'ailleurs que peu d'importance.

Le dix-huitième siècle, au contraire, a été marqué, dans notre pays, par la publication d'ouvrages de grande valeur.

Le traité d'Antoine Maître-Jan (1), dont la première édition parut en 1707, laissa à une bien grande distance celui de Guillemeau. L'anatomie et la physiologie de l'appareil de la vision y sont exposées avec un soin et une exactitude auxquels on n'était pas accoutumé jusque-là. Quant à la pathologie et à la chirurgie oculaires, elles ont subi des perfectionnements non moins remarquables. C'est ainsi que nous voyons décrites pour la première fois les *maladies du corps vitré*, parmi lesquelles se trouvent la *fonte* et l'*hydropisie* de cet organe ; les *maladies de l'humeur aqueuse* et celles de l'*iris*. La *cataracte* est traitée d'une manière approfondie. L'altération qui la constitue est parfaitement connue de l'auteur, et il distingue les cataractes partielles des cataractes totales, les cataractes vraies des cataractes fausses. Il faut dire toutefois qu'il ne donne pas à ces derniers termes la signification qu'on leur accorde aujourd'hui.

Pour lui, la cataracte *vraie* est une altération de tout le cristallin, qui change de couleur, perd sa transparence et devient plus solide qu'il n'était. La *curabilité* est un caractère des cataractes vraies.

Les cataractes *fausses* sont : 1° le *glaucoma*, « altération toute particulière du cristallin, par laquelle il se dessèche,

(1) *Traité des maladies de l'œil et des remèdes propres pour leur guérison*, enrichi de plusieurs expériences de physique ; par M° Antoine Maître-Jan, chirurgien du Roi. — In-12 de 554 pages. Paris, 1740. (B. F. M.)

diminue en volume, change de couleur et perd sa transparence, en conservant sa figure naturelle et devenant plus solide qu'il ne doit être naturellement »; 2° la *protubérance du cristallin;* 3° la *cataracte branlante,* qu'il attribue avec raison à la *fonte et corruption du corps vitré ;* 4° la *cataracte purulente* ou *abcès du cristallin.* Par cette dénomination, l'auteur entend « un amas de pus, ou dans la propre substance de ce corps, ou entre sa superficie et la membrane qui l'enveloppe, qui l'altère, le dessèche et lui fait perdre sa transparence. » C'est ce qu'on appelle aujourd'hui *cataracte de Morgagni.*

Maître-Jan consacre un chapitre entier aux cataractes *mixtes* ou *trompeuses,* qui tiennent, selon lui, de la nature de la cataracte vraie et de celle de la cataracte fausse. Quant aux opacités de la capsule, il ne leur consacre que deux pages, sous le titre de *Taches du cristallin,* « espèce de cicatrice, qui est le plus souvent blanche, qu'on remarque sur sa superficie, et qui blesse la vue. »

Au point de vue de l'opération, Maître-Jan n'a rien ajouté aux procédés connus; mais il a signalé quelques-unes des difficultés qui arrivent dans le temps de l'opération et a indiqué les moyens de les surmonter.

Les maladies des parties accessoires de l'œil sont décrites plus longuement et avec plus de soin que dans les précédents ouvrages.

Saint-Yves, dont le traité (1) a été publié peu d'années après celui de Maître-Jan, a aussi fait faire de notables progrès à l'ophthalmologie. La question des ophthalmies a été traitée par lui d'une manière beaucoup plus large et plus complète qu'elle ne l'avait été jusque-là. Il en décrit quatorze espèces, parmi lesquelles nous voyons figurer, pour la première fois, l'ophthalmie *qui suit le rhume,* l'opthalmie *vénérienne* et *l'ophthalmie de la choroïde.* La description de cette

---

(1) *Nouveau traité des maladies des yeux, les remèdes qui y conviennent et les opérations de chirurgie que leurs guérisons exigent,* etc.; par M. de Saint-Yves, chirurgien oculiste de St-Côme.—In-12 de 373 p. Paris, 1722. (B. F. M.)

dernière maladie est courte, mais elle est d'une exactitude frappante. La voici :

« Il y a une onzième espèce d'ophthalmie, dans laquelle les parties intérieures du globe sont enflammées, savoir : la choroïde conjoinctement avec l'uvée.

» Dans cette maladie, la conjonctive n'est que légèrement enflammée. Il y a un larmoyement et de la difficulté de supporter la lumière, jointe à des douleurs vives vers le sommet de la teste et les tempes; et la prunelle se trouve retrécie (1). »

Saint-Yves a jeté une vive lumière sur la nature des cataractes. C'est lui qui, le premier, les a distinguées en *cristallines* et en *membraneuses*, et a signalé leurs caractères propres et différentiels (2).

« Pour ce qui est des cataractes membraneuses, dit-il, j'en remarque de deux sortes. La première est une suite de l'opacité de la membrane qui revêt le chaton de l'humeur vitrée derrière le cristallin. La seconde succède aux fluxions de la choroïde, à l'occasion desquelles il s'épanche dans l'humeur aqueuse une matière semblable à du pus qui, en se desséchant, prend corps comme une membrane. On pourrait peut-être en présumer une troisième, qui dépendrait de l'opacité de la membrane qui recouvre antérieurement le cristallin, si tant est que l'altération de cette membrane peut arriver sans celle de l'humeur cristalline (3). »

La distinction des cataractes capsulaires en postérieure, antérieure et pseudo-membraneuse, est on ne peut mieux indiquée dans cette phrase; mais elle ressort encore plus claire des descriptions données par l'auteur. La cataracte

---

(1) Saint-Yves, *loco cit.*, p. 188.

(2) C'est à tort que l'on a attribué à Morand la découverte de la cataracte membraneuse. Son travail ne parut qu'en 1722, tandis que les premières *approbations* du livre de Saint-Yves sont datées du 16 avril et du 28 août 1721.

(3) Saint-Yves, *loco cit.*, p. 240.

par des coups ou traumatique est aussi décrite et parfaitement expliquée par lui.

Le passage du cristallin dans la chambre antérieure, d'une manière spontanée, a fourni à Saint-Yves l'occasion de pratiquer l'*extraction du cristallin*.

Pour la faire, il se servait d'une lancette bien tranchante, avec laquelle il fendait la cornée transparente un peu au-dessous du milieu de la prunelle, en continuant l'incision transversalement d'un côté à l'autre, en sorte qu'il ne reste plus qu'une demi-ligne de la cornée transparente, de chaque côté, qui ne soit pas fendue. Une curette fine, passée doucement par l'ouverture, sert à extraire le cristallin. On fait ensuite le pansement ordinaire de la cataracte. Quoiqu'il ait fait plusieurs de ces opérations, notre auteur se contente d'en rapporter trois exemples, dont deux lui appartiennent et dont le troisième est dû à Petit, de l'Académie des sciences, qui a pratiqué l'opération sous ses yeux et avec son aide.

La première opération de Saint-Yves est de 1707; celle de Petit n'est que de 1708. C'est donc à notre auteur qu'appartient la gloire d'avoir démontré la possibilité d'extraire le cristallin par la cornée (1).

La description du *glaucome* est frappante de vérité. Qu'on lise comparativement le chapitre de l'ouvrage de M. Mackenzie (2) consacré à cette maladie, et celui de Saint-Yves, et l'on sera étonné, non pas de l'analogie, mais de la similitude parfaite qui règne entre les deux descriptions. Pour notre auteur, c'est dans le cristallin que siège la couleur vert de mer de la pupille; mais cette couleur ne se rencontre que dans la naissance de la maladie, elle devient ensuite d'une couleur blanchâtre ou grisâtre. Les troubles de la vue sont, dans le commencement, une fumée

---

(1) Saint-Yves, *loco cit.*, pag. 302 et suiv.

(2) *Traité pratique des maladies de l'œil*, par W. Mackenzie. 4ᵉ édition, traduite de l'anglais et augmentée de notes, par E. Warlomont et A. Testelin. Paris, 1857. Tome II, p. 606.

et des brouillards qui semblent passer devant les yeux. « Dans la suite, ils voyent encore un peu les objets, quoique imparfaitement, mais *seulement du coin de l'œil*, d'autant qu'il se trouve encore quelques fibres qui ne sont pas totalement obstruées. » Enfin la vue se perd par la production d'une goutte sereine.

La mention de douleurs vives dans la tête et dans le fond de l'œil, etc., rien ne manque à cette description, pas même la gravité du pronostic, car l'auteur dit « qu'elle ne guérit point par les remèdes, lorsqu'elle est une fois formée, et que, quand elle attaque un œil, il y a beaucoup à craindre pour l'autre (1). »

Le livre de Guérin (2), gradué de l'Académie royale des sciences de Montpellier, à laquelle il a dédié son ouvrage; le livre de Guérin, dis-je, nous montre l'opération de la cataracte par *extraction* comme généralement substituée à celle de l'abaissement. On sait que c'est à Daviel que sont dues la régularisation du procédé opératoire et la démonstration des avantages de l'extraction. Des modifications sans nombre et plus ou moins utiles ne tardèrent pas à être proposées, pour les divers temps de l'opération et pour la forme des instruments; on alla même, et Guérin est l'auteur de ce méfait, jusqu'à inventer un instrument à ressort, destiné à fixer l'œil et à sectionner tout d'un coup la cornée (3).

La *cataracte secondaire*, signalée pour la première fois par Houin, ne fut bien connue que plus tard. Mais, en revanche, on observa et on décrivit plusieurs nouvelles variétés de cataractes lenticulaires et capsulo-lenticulaires.

L'extirpation de l'œil, pratiquée jusque-là sans méthode,

---

(1) Saint-Yves, *loco cit.*, pag. 264 et suiv.

(2) *Essai sur les maladies des yeux*, etc.; par M. Guérin, gradué de l'Académie royale des sciences de Montpellier, etc. — In-12 de 445 pages. Lyon, 1769. (B. F. M.)

(3) Guérin, *loco cit.*, pag. 380 et suiv. Il y a une figure.

fut régularisée par Louis, dont le procédé est à peu près celui que l'on suit aujourd'hui.

C'est dans l'ouvrage de Guérin que j'ai trouvé la première mention des *yeux artificiels*, comme étant d'un usage habituel. J'ai de la peine à croire que ce soit sérieusement que ce chirurgien instruit ait écrit les lignes suivantes :

« Cette invention paraît assez simple et naturelle : un vieux singe, sans doute à prétention, avait, n'importe comment, perdu un de ses yeux; il avait rempli le vuide de son orbite avec un mélange de terre glaise et de plantes de différentes couleurs; le tout formait un globe d'une composition à peu près de la couleur de l'œil naturel qui lui restait : la supercherie ne fut reconnue qu'après sa mort. Le naturaliste digne de foi qui m'a rapporté ce fait, comme témoin, m'a assuré que rien ne l'avait surpris, dans le cours de ses voyages, comme ce trait, qui marquait toute la sagacité que l'on reconnaît assez à cet animal.

» Nous avons des matériaux plus propres à la fabrication des yeux artificiels que ceux qui tombèrent sous la patte du singe (1). »

Plusieurs autres traités sur les maladies des yeux, dus à Deshais-Gendron (2), Pouteau (3), l'abbé Desmonceaux (4), Janin (5), etc., furent publiés dans la seconde moitié du dix-huitième siècle. Dans tous, on trouve signalés des progrès et des perfectionnements qu'il serait trop long d'indiquer, parce que leur importance est secondaire.

---

(1) Guérin, *loco cit.*, pag. 433.

(2) *Traité des maladies des yeux et des moyens et opérations propres à les guérir;* par Louis-Florent Deshais-Gendron. 2 vol. in-12. Paris, 1770.

(3) *Traité des maladies des yeux;* par Claude Pouteau. Paris, 1770.

(4) *Traité des maladies des yeux et des oreilles*, etc. ; par M. l'abbé Desmonceaux, pensionnaire du Roi. 2 vol. in-8°. Paris, 1786. (B. F. M.)

(5) *Mémoires et observations anatomiques, physiologiques et physiques, sur l'œil et sur les maladies qui affectent cet organe,* etc. ; par Jean Janin. In-8° de 474 pages. Lyon et Paris, 1772. (B. F. M.)

Montpellier peut se glorifier d'avoir compté des savants illustres dans cette pléiade d'hommes distingués. Parmi eux, je vous citerai spécialement F. Boissier de Sauvages, cette encyclopédie vivante, auteur d'un ouvrage intitulé : *Synopsis morborum oculis incidentium, genera et species exponens* (1); G. Pellier de Quengsy, qui a publié un cours d'opérations sur les yeux et des mémoires sur diverses maladies de ces organes (2) ; enfin Méjean, inventeur d'une méthode de traitement de la fistule lacrymale et auteur d'une dissertation sur la cataracte (3).

Les travaux de l'Académie de chirurgie signalent la fin du dix-huitième siècle. Cette compagnie savante, dont les mémoires ont éclairé d'une si vive lumière de nombreux points de la chirurgie, s'est également occupée des maladies des yeux. Les noms de Bordenave, Le Dran, Louis, de la Faye, Laforest, Hoin, Morand, doivent être cités d'une manière spéciale. Ils se rattachent presque tous aux progrès qu'a subis le traitement de la cataracte et de la fistule lacrymale.

Je ne dois pas oublier de vous signaler, comme appartenant à ce siècle, deux savants portant le même nom, et qui ont publié des travaux remarquables sur les maladies des yeux. Le premier, François Petit, est connu surtout par ses recherches sur la structure de l'œil et la cataracte ; le deuxième, Jean-Louis Petit, s'est spécialement occupé de la fistule lacrymale.

---

(1) *Monspeliis,* 1753.—Ce livre manquant à la bibliothèque de Montpellier, je n'ai pu le consulter.

(2) *Recueil de mémoires et d'observations, tant sur les maladies qui attaquent l'œil et les parties qui l'environnent que sur les moyens de les guérir,* etc.; par G. Pellier de Quengsy. In-8°; Montpellier, 1783. (B. F. M.)

— *Précis ou cours d'opérations sur la chirurgie des yeux,* accompagné de 33 planches, etc. 2 vol. in-8°. Paris, 1789.

(3) *Dissertatio de cataractâ. Monspeliis,* 1776. (B. F. M.) — Pour la méthode de traitement de la fistule lacrymale, cons. *Mémoires de l'Académie royale de chirurgie,* T. I, p. 525 (édit. de l'Encyclop.).

Après la suppression de l'Académie de chirurgie, les médecins français cessèrent, pendant quelque temps, de s'occuper d'ophthalmologie. Tout au contraire, cette science fut, à l'étranger et surtout en Allemagne, l'objet d'études suivies et de publications nombreuses.

Cependant cet état de calme et presque d'indifférence ne pouvait longtemps durer. Deux ouvrages importants, le *Traité des maladies des yeux,* de Demours, et le *Cours complet des maladies des yeux,* de Delarue, parurent de 1818 à 1820 et firent renaître le goût de l'oculistique.

Des articles et des mémoires sur divers sujets furent d'abord publiés; puis le mouvement se communiqua et des traités remarquables, dus à MM. Sichel, Stœber, Carron du Villards, Velpeau, Rognetta, Deval, Desmarres, Denonvilliers et Gosselin, sont venus prouver que le zèle et l'ardeur scientifiques des médecins français s'étaient réveillés avec une nouvelle vigueur.

Grâce à ces travaux et à ceux d'un grand nombre d'autres médecins, notre nation a désormais repris, dans cette partie de la science et de l'art, la place qui lui appartenait.

Du reste, il faut le reconnaître, la France n'a pas été seule à marcher dans cette voie de progrès; plusieurs des nations de l'Europe l'y ont accompagnée ou même devancée. L'Allemagne, la Belgique, l'Angleterre et l'Italie comptent des savants du plus haut mérite, qui ont publié d'importants ouvrages et font faire tous les jours de nouveaux progrès à l'ophthalmologie. Dans tous ces pays, les maladies des yeux sont l'objet d'un enseignement clinique officiel, et, dans quelques-uns même, il existe des hôpitaux ou des infirmeries destinés exclusivement à ces maladies. La France seule est jusqu'ici restée privée de pareilles institutions, dont les avantages ne sauraient être mis en doute.

L'année 1857 a été marquée par un événement mémorable, qui prouve avec quelle ardeur et quel zèle l'ophthalmologie est aujourd'hui cultivée, et combien est grand le nombre de ceux qui s'en occupent : je veux parler du congrès d'ophthalmologie de Bruxelles.

Cette grande assemblée, unique dans l'histoire, où l'on a vu près de deux cents médecins, appartenant à toutes les nations de l'Europe, tous savants distingués, se réunir, quoique professant les opinions les plus diverses, dans le seul but de faire progresser la science et sans autre intérêt que celui de l'humanité, a été un beau spectacle et une imposante manifestation. Plusieurs des grandes questions de l'oculistique y ont été débattues et parfois résolues; des travaux remarquables se sont produits, et il n'est pas douteux que les discussions du congrès exercent une puissante influence sur les progrès de l'ophthalmologie.

Je rends un profond hommage au zèle et à l'ardeur scientifiques des membres du congrès; mais je ne puis m'empêcher d'exprimer un regret : c'est que ceux que l'on considère, à bon droit, comme les chefs ou les représentants des diverses écoles ophthalmologiques, n'aient pas profité de cette occasion unique pour venir, au sein de ce concile de la science et en face du public médical tout entier, exposer et défendre les doctrines qu'ils professent.

C'est que, en effet, si la science ophthalmologique est aujourd'hui constituée sur de larges bases et tend de plus en plus à se perfectionner, il s'en faut que ceux qui la cultivent professent tous les mêmes idées. Il existe, au contraire, plusieurs écoles, dont les principes sont assez différents pour qu'il y ait utilité à vous les indiquer.

Au premier rang, pour l'ancienneté, se place le *physiologisme*, doctrine qui ne compte plus aujourd'hui que de rares adeptes, lesquels, suivant à la lettre les principes du Maître, ne voient partout qu'inflammations et ne connaissent qu'une seule méthode de traitement, les antiphlogistiques. Ce serait peine inutile que de combattre un système aujourd'hui renié et abandonné par ceux-là mêmes qui l'avaient soutenu avec le plus d'ardeur; mais on peut lui reprocher, en voulant tout ramener à l'irritation, d'avoir retardé les progrès de la science.

Une autre doctrine, moins exclusive, est celle du *contro-stimulisme*, soutenue en France avec ardeur et persévérance, par Rognetta, et encore professée par beaucoup de médecins italiens. Les partisans de cette doctrine n'admettent, dans les affections oculaires, que deux états différents : l'hypersthénie et l'hyposthénie, et ils se refusent absolument à reconnaître l'existence de perturbations de la vitalité, donnant lieu à des névroses essentielles. Pour eux, les affections dites spécifiques ou contagieuses, qui se rencontrent dans l'œil, comme ailleurs, ne sortent pas du dualisme pathologique fondamental, puisqu'elles offrent des conditions dynamiques pareilles, plus un fond de spécificité qu'il faut considérer à part. Les neuf dixièmes des affections oculaires ayant, toujours d'après eux, pour source principale des phlogoses, soit aiguës, soit chroniques, on doit pressentir que la plupart de ces maladies se trouvent dans des conditions d'hypersthénie et réclament, par conséquent, la médication hyposthénisante et contro-stimulante. Cet énoncé fait prévoir que, à part les maladies mécaniques (considérées par eux comme des hyposthénies), les partisans de cette doctrine n'admettent qu'un petit nombre d'affections hyposthéniques. Les ophthalmies scorbutiques et scrofuleuses et plusieurs espèces d'amauroses, que l'on considère comme des maladies de faiblesse, ne sont pas telles pour eux (1).

Occupons-nous maintenant de l'*anatomisme*, doctrine dont les rapports de parenté avec le *physiologisme* ne sauraient être niés, mais qui a, beaucoup plus que celui-ci, rendu des services à l'ophthalmologie. Dans cette école, représentée aujourd'hui par un homme dont la célébrité

---

(1) *Traité philosophique et clinique d'ophthalmologie, basé sur les principes de la thérapeutique dynamique*, par M. F. **Rognetta**. Paris, 1844, p. 12 et 13.

est européenne, on insiste surtout sur l'importance de la localisation des maladies. On rejette comme inutile le terme d'*ophthalmie,* et l'on classe les inflammations de l'œil selon l'*ordre anatomique.*

L'inflammation ne se comportant pas toujours de la même manière dans le tissu qu'elle affecte, mais présentant des différences tranchées, on en fait autant de variétés de la même maladie, en choisissant pour type de chacune de ces variétés la *forme* dont les symptômes sont les plus saillants.

En suivant cet ordre, il est vrai que, lorsque l'inflammation frappe à la fois plusieurs membranes, on sépare des affections de même nature, se rattachant les unes aux autres par une forme commune; et cela, on veut bien en convenir, est un inconvénient; mais cet inconvénient est loin d'être aussi grand que si l'on réunissait ces affections dans une série de descriptions générales, parce qu'alors on tomberait dans l'obscurité et la confusion que présentent les divisions et les subdivisions allemandes.

Le classement selon l'ordre anatomique permet encore d'éviter la question de la *spécificité,* si longtemps et, de l'avis de M. Desmarres, si inutilement débattue. « On ne trouvera donc, dit cet auteur, nulle part dans nos descriptions, les noms d'*ophthalmie rhumatismale,* d'*ophthalmie scrofuleuse,* d'*ophthalmie arthritique,* etc., parce que nous avons la conviction qu'il n'y a point de caractères anatomico-pathologiques qui puissent faire reconnaître ces complications des diverses inflammations de l'œil, et que, lorsqu'elles existent, on ne peut les constater que par l'*examen général* du malade et par les modifications imprimées par la constitution à la *marche* de l'inflammation.

» Nous ne décrirons donc point une *conjonctivite* ou une *kératite scrofuleuse;* mais, si l'inflammation de la conjonctive et de la cornée existe chez des sujets scrofuleux (ce que l'on ne pourra reconnaître que par l'examen général), nous indiquerons avec soin les modifications que la marche, la durée, le pronostic et le traitement devront subir par suite de cette complication (1). »

Ce qui caractérise l'*ophthalmologie moderne*, c'est donc la prééminence accordée à la localisation morbide sur l'affection générale. C'est ce qui a fait dire à l'un des élèves de M. Desmarres, M. Castorani, que, pour établir le diagnostic, il n'est pas nécessaire de causer avec le malade, mais seulement de regarder l'œil (2).

Il me reste à vous parler d'un dernier système, auquel M. Sichel a donné le nom de *naturel*, et qui résume, en grande partie, les doctrines de l'École allemande. J'emprunterai à M. Sichel lui-même les matériaux de cette esquisse (3).

Dans toutes les maladies, la première chose à considérer, c'est le siége de l'affection; mais ce serait pourtant un mauvais médecin celui qui, après avoir fixé le siége d'une affection dans tel ou tel organe, ne tâcherait pas d'en explorer ultérieurement la nature, et qui baserait son traitement uniquement sur la connaissance de l'organe affecté.

Mais qu'est-ce que la nature d'une maladie? Pour M. Sichel, c'est l'ensemble de ses caractères et de ses modifications. Ces caractères sont anatomiques, chimiques et physiologiques; mais il faut aussi tenir compte de la marche, de la durée, de la terminaison, des causes, des changements produits dans les symptômes, par l'influence des agents nécessaires à la vie et même par la méthode curative.

Ces principes, M. Sichel les a appliqués spécialement à l'étude des ophthalmies.

L'œil, dit-il, est l'organe le plus composé de l'économie animale. Tous les systèmes, presque sans exception, y ont leurs représentants. Des nombreuses parties qui le consti-

---

(1) *Traité théorique et pratique des maladies des yeux*, par L.-A. Desmarres. 2ᵐᵉ édition. Paris, 1854, 1855 et 1858. T. II, p. 1 à 3.

(2) *De la kératite et de ses suites*, par M. Castorani. Paris, 1856. p. 11.

(3) *Traité de l'ophthalmie, de la cataracte et de l'amaurose*, etc., par J. Sichel. Paris, 1837.

tuent, aucune n'est exempte d'inflammation, ce qui forme autant d'ophthalmies diverses, différentes par leurs caractères, leurs terminaisons, leur marche, etc. Ces espèces *primitives*, que l'on pourrait appeler *ophthalmies simples*, reconnaissent toujours des causes locales; elles peuvent être isolées ou multiples. Lorsqu'à cette action locale se joint l'influence d'une cause générale ou constitutionnelle, l'ophthalmie cesse d'être simple et devient *combinée*.

Ces combinaisons de l'ophthalmie peuvent elles-mêmes être *simples* (l'*ophthalmie* et l'*affection scrofuleuse*, par exemple, forment, en se combinant, l'*ophthalmie scrofuleuse*) ou *doubles*; ainsi l'*ophthalmie scrofuleuse catarrhale* est la combinaison de l'*ophthalmie scrofuleuse* et de la *catarrhale*. Elles peuvent même être *multiples*.

Ces ophthalmies *combinées*, qui sont les ophthalmies *spécifiques* des auteurs, présentent dans leurs caractères des différences en rapport avec leur *nature* et avec leurs *causes*.

Au point de vue des *causes*, il faut, au dire de M. Sichel, admettre et opposer aux ophthalmies simples des ophthalmies *modifiées* par des causes spéciales qui les produisent, ou *combinées* avec certains états ou travaux morbides, phlegmasies que, pour cette raison, il appelle phlegmasies *spéciales* ou *combinées*. La dénomination d'ophthalmies *spécifiques* est réservée par lui exclusivement à celles de ces inflammations qui sont dues à un véritable virus susceptible d'inoculation, telles que les ophthalmies varioleuse et syphilitique

La *nature* des phénomènes morbides observés dans les ophthalmies varie suivant ces diverses causes. Ils se présentent dans chaque espèce avec une constance et une régularité remarquables. Leurs caractères différentiels sont objectifs ou anatomiques. Ils consistent principalement dans l'injection vasculaire, dans ses différentes formes et ses terminaisons. Ces différentes formes de l'injection vasculaire constituent le caractère sur lequel M. Sichel insiste le plus, pour distinguer entre elles les diverses espèces d'ophthalmies. Il affirme que, par son moyen, on peut reconnaître avec certitude la nature de l'affection qui est combinée avec la phlegmasie oculaire. Les ophthalmies catarrhale, rhumatismale, érysipélateuse, veineuse, scrofuleuse, syphilitique et varioleuse, sont celles qui, au dire de M. Sichel, offrent ces caractères de la manière la plus évidente.

Vous voyez, Messieurs, que les opinions les plus divergentes règnent parmi les ophthalmologistes; je me borne à vous les signaler, car ce serait un travail long et difficile que de vous indiquer ce qu'il y a de bon ou de mauvais dans chaque système. Je préfère de beaucoup vous dire de quelle façon je comprends l'étude de l'ophthalmologie, et quelles sont les conditions nécessaires pour en retirer du profit.

Mais, d'abord, que faut-il entendre par ce terme d'*ophthalmologie?*

Pris dans son acception la plus large, il s'applique à une branche de la médecine qui nous apprend à connaître la structure et les fonctions de l'appareil de la vision, et à le conserver dans l'état de santé; qui nous fait découvrir les diverses altérations morbides qu'il peut éprouver et nous fournit les moyens de le guérir lorsqu'il est malade.

Cette définition, dont j'emprunte les points essentiels à M. Carron de Villards, est complète, car elle embrasse tout à la fois l'anatomie, la physiologie, l'hygiène, la pathologie et la thérapeutique de l'œil et de ses annexes. Toutefois quelques explications sont nécessaires, pour lui donner sa véritable portée et éviter toute confusion.

L'ophthalmologie, vous le savez, est considérée par les gens du monde comme une *spécialité* parfaitement distincte de la médecine et de la chirurgie générales. Un certain nombre de médecins, s'intitulant spécialistes, partagent cette opinion et regardent la pathologie et la thérapeutique oculaires comme formant une science et un art séparés. Ce n'est pas ainsi que nous comprenons l'ophthalmologie. Pour nous, loin de constituer une science à part, elle n'est qu'une branche de la chirurgie, laquelle, à son tour, est une simple division de cette vaste science qu'on appelle la médecine.

Il résulte de là que l'on ne peut bien connaître et traiter les maladies des yeux, si l'on n'a fait au préalable des études complètes en médecine. C'est ce que je vais essayer de vous démontrer.

Personne, aujourd'hui, ne met en doute, je ne dis pas l'utilité, mais la nécessité de connaissances anatomiques et physiologiques étendues, chez celui qui veut étudier la médecine. Comment, en effet, établir le diagnostic d'une maladie, si l'on ignore la structure et les usages des organes où elle siége? Il en est surtout ainsi pour l'appareil de la vision, qui est peut-être, de tous ceux qui composent le corps humain, le plus délicat et le plus compliqué, et celui dont les fonctions sont les plus importantes pour la vie de relation et la vie intellectuelle.

Serait-il possible, je vous le demande, d'établir le diagnostic d'une iritis ou d'une choroïdite, ou bien celui d'une cataracte ou d'un glaucome, si l'on ignorait la structure de l'œil?

Et, d'une autre part, sur quelles bases pourrait-on fonder le diagnostic de l'amaurose, de la mydriase, de la kopiopie, etc., si l'on ne connaissait les usages de la rétine, du nerf optique et des nerfs qui envoient leurs branches au globe oculaire?

Les données anatomiques et physiologiques ne sont pas seules indispensables pour la connaissance des maladies de l'œil; la physique y joue aussi un grand rôle. C'est par les notions qu'elle nous fournit sur la réfraction de la lumière dans son passage à travers des milieux de densité différente, sur les conditions physiques des couleurs, etc., que nous pouvons nous rendre compte de la myopie et de la presbytie, du daltonisme et de quelques autres maladies, où il n'existe aucune lésion appréciable des tissus.

Ces notions d'anatomie, de physiologie et de physique, malgré toute leur importance, ne contribuent que pour une part à la connaissance des maladies des yeux. La pathologie générale, la médecine et la chirurgie en sont les bases fondamentales. C'est ce qui ressortira, je l'espère, des considérations dans lesquelles je vais entrer, à propos des causes, du diagnostic, de la nature et du traitement des affections oculaires.

Les *causes* des maladies des yeux sont distinguées en locales et générales. Les causes *locales* vous sont presque toutes connues; ce sont les plaies, les piqûres, les contusions, les corps étrangers; l'action d'une lumière trop vive ou insuffisante, de l'humidité, d'un vent fort, d'un air chaud ou froid, de certaines émanations, etc. Leur fréquence est extrême; c'est ce qui explique pourquoi certains ophthalmologistes les font intervenir, d'une manière directe ou indirecte, dans toutes les inflammations de l'œil. Cependant on ne peut mettre en doute qu'elles manquent dans un grand nombre de circonstances; d'où il faut conclure à l'existence de causes indirectes et générales.

Les *états morbides généraux* qui peuvent donner lieu aux maladies de l'appareil de la vision sont de plusieurs sortes. Les uns sont des affections aiguës ou chroniques, généralement accompagnées de fièvre, mais n'offrant aucun caractère de spécificité. Telles sont les affections inflammatoire, catarrhale et bilieuse.

D'autres, au contraire, sont des affections *spécifiques*, affectant une marche chronique, ayant une grande tendance à se localiser dans les divers tissus de l'œil, et exigeant un traitement général et local. Nous y trouvons la scrofule, le rhumatisme, la goutte, la syphilis, qui peuvent se traduire, non-seulement par des inflammations, mais encore par des amauroses, le glaucome, etc.

Dans un troisième groupe, se trouvent des affections

dont le caractère principal est une *viciation des humeurs* et particulièrement du sang, avec tendance prononcée à la faiblesse. Ces causes, trop peu connues malgré leur importance, méritent d'être étudiées avec soin. Je vous citerai parmi elles le scorbut, qui peut donner lieu soit à des ophthalmies, soit à des amauroses; la chlorose, l'anémie et la glycosurie, qui causent parfois l'amaurose et même la cataracte; enfin l'albuminerie, dont un des premiers symptômes est fort souvent une diminution marquée de la vue. L'amaurose albuminurique, signalée pour la première fois par Arétée et mentionnée depuis lors par plusieurs auteurs, a été de nos jours l'objet de travaux intéressants, qui ont fait connaître toute son importance séméiotique.

Il est un quatrième ordre d'affections générales, pouvant aussi causer des maladies des yeux. Ce sont les *fièvres éruptives*, telles que la rougeole, la scarlatine et la variole. Mais ces affections diffèrent des précédentes, en ce que c'est, en quelque sorte, d'une manière accidentelle et par propagation à la muqueuse oculaire de la phlegmasie cutanée, qu'elles provoquent des ophthalmies. L'érysipèle, qui a tant de rapports avec les fièvres éruptives, agit de la même manière.

A part ces causes, déjà si nombreuses et qui constituent des états morbides généraux, il en est d'autres, non moins importantes, et dont je dois vous parler. L'œil, vous le savez, affecte d'étroites sympathies avec un grand nombre d'organes, de sorte que leurs maladies ou leurs lésions retentissent souvent d'une manière fâcheuse sur l'appareil de la vision. Ainsi l'embarras gastrique est une cause fréquente d'ophthalmies; l'existence d'une dent cariée, ou la présence dans le conduit auditif de cérumen accumulé, peuvent donner lieu à la même maladie. Les vers intestinaux, et spécialement les ascarides lombricoïdes, donnent souvent naissance à l'amaurose ou au strabisme, surtout chez les enfants.

Enfin une foule de circonstances peuvent occasionner

des altérations de la vue et même l'amaurose ; telles sont la suppression brusque d'une sueur habituelle des pieds ou de la tête, des menstrues ou d'un flux hémorrhoïdal, les excès génitaux et alcooliques, l'action de se faire raser la tête ou la barbe, la grossesse, l'accouchement, les violentes émotions morales, etc.

Certes, Messieurs, si les causes directes et locales des maladies des yeux sont nombreuses, on ne peut nier que les causes générales et indirectes le soient presque autant. Cela vous prouve qu'il ne suffit pas toujours de regarder dans un œil pour reconnaître les causes de la lésion dont il est le siége.

Ceci m'amène à vous parler du *diagnostic*.

Vous savez, Messieurs, que toute maladie se compose de deux éléments distincts : l'*acte morbide* et l'*état morbide*. L'acte morbide, c'est l'ensemble des phénomènes par lesquels une maladie se manifeste à nous. L'état morbide, au contraire, c'est l'impression vitale, la modification dynamique, qui donne lieu aux phénomènes morbides. Ces deux choses se rencontrent dans les maladies des yeux, comme dans celles des autres organes ; le diagnostic ne peut donc être complet s'il ne tient compte de l'un et de l'autre de ces éléments.

L'*acte morbide*, qui, dans les maladies des yeux, est toujours une lésion locale, peut se présenter dans plusieurs conditions différentes. Tantôt il s'est formé pendant la vie intra-utérine et consiste dans des *vices de conformation* ou *abnormités*, contre lesquels l'art possède quelquefois des ressources. Plus souvent, il résulte de l'action directe d'une cause locale, physique ou chimique, qui détermine une réaction ordinairement bornée aux parties lésées, parfois générale. Il est des cas où la lésion se forme spontanément, ou du moins sans cause locale ou générale appréciable ; c'est ce qui a lieu pour la cataracte, le glaucome et certaines tumeurs du globe oculaire. D'autres fois, cette lésion, primitivement développée sous l'influence d'une inflammation, est devenue locale par la disparition de sa cause; on peut citer pour exemples les taies de la cornée et les déformations de l'iris, qui succèdent si souvent à la kératite et à l'iritis. Enfin il est assez fréquent, ainsi que je viens de vous le prouver, de voir les maladies des yeux apparaître sous l'influence d'états morbides généraux ou de l'affection d'organes plus ou moins importants.

Le *diagnostic* de l'acte morbide n'est pas toujours facile. Il se base sur trois ordres de faits, que l'on range sous les titres de : 1° signes objectifs, 2° signes subjectifs, 3° commémoratifs.

Les *signes objectifs* sont ceux qui tombent sous les sens et qui se rattachent soit à des lésions organiques apparentes, soit à des lésions fonctionnelles, en rapport direct avec les altérations de l'organe. La rougeur de la conjonctive, les ulcérations de la cornée, les déformations de la pupille, les opacités du cristallin, etc., sont dans ce cas.

Les *signes subjectifs*, difficilement appréciés par le médecin, consistent dans des sensations éprouvées par le malade, comme la douleur, la photophobie, la diminution ou la perte de la vue, etc.

Enfin les *commémoratifs* comprennent l'exposé des symptômes précédemment existants, ressentis par le malade ou observés par les personnes qui l'entourent.

Mais ce diagnostic de la lésion locale, de l'acte morbide, ne suffit pas; il est non moins essentiel de connaître l'état morbide qui l'a produit ou qui l'entretient.

Cet *état morbide* peut faire défaut, comme dans les vices de conformation congénitaux ou acquis, ou être purement local, de même que la lésion qu'il accompagne. Ce dernier cas se présente dans la cataracte, la conjonctivite par cause externe et plusieurs des inflammations de l'œil. Mais, dans bien des circonstances, il n'en est pas ainsi, et la lésion locale n'est que la manifestation d'un état morbide général ou le résultat de la maladie d'un autre organe; en un mot, la maladie oculaire est symptomatique ou sympathique. Ici reparaissent tous les états morbides que j'ai signalés, à propos des causes générales des maladies des yeux, et sur lesquels je puis me dispenser de revenir.

Cette question du diagnostic des maladies conduit naturellement à celle de leur *nature*, qui est la véritable base du traitement. Mais, direz-vous, quelle signification faut-il donner à ce mot, qui a été pris en tant de sens divers? Pour nous, médecins de Montpellier, la nature d'une maladie n'est autre chose que la modification vitale actuelle qui la caractérise essentiellement; ainsi une maladie est de nature catarrhale, scrofuleuse, rhumatismale ou syphilitique, suivant que les phénomènes observés sont sous l'influence de telle ou telle affection. L'inflammation elle-même rentre dans la règle générale, aux yeux comme partout ailleurs; de sorte qu'il existe incontestablement des conjonctivites, des sclérotites, des kératites, des iritis, de nature scrofuleuse, rhumatismale, goutteuse ou syphilitique. Ici, l'acte morbide est représenté par une inflammation, tandis que l'état morbide est constitué par une des affections que je viens de nommer.

J'arrive, Messieurs, à la *thérapeutique* des maladies oculaires, et j'espère n'avoir pas de peine à vous prouver qu'elle ne peut être séparée de la thérapeutique des maladies générales. Sans doute, il est certains cas où, la maladie étant locale, le traitement doit aussi être local; c'est ce qui a lieu pour la conjonctivite due à un corps étranger, pour la cataracte et quelques autres maladies. Mais ces cas sont certainement les moins nombreux; car, même dans les ophthalmies que M. Sichel appelle *simples*, et qu'il serait préférable de nommer *réactives*, le traitement comporte tout à la fois l'emploi des moyens locaux et des moyens généraux, tels que la saignée, les purgatifs, les mercuriaux, etc.

A plus forte raison en est-il ainsi pour les ophthalmies

symptomatiques ou sympathiques, qui réclament l'emploi de modificateurs généraux ou autres, appropriés à la nature de l'état morbide. Cependant, malgré toute leur importance, ces moyens doivent quelquefois céder le pas au traitement local. C'est ce qui a lieu particulièrement dans l'inflammation de quelques membranes internes de l'œil, où la gravité des accidents menace l'organe d'une destruction prochaine. Dans ces cas, non-seulement on ne retirerait aucun bénéfice d'une médication constitutionnelle, mais encore on serait nuisible au malade, en perdant un temps précieux et laissant le mal progresser. C'est après la chute de l'inflammation qu'il faut avoir recours au traitement général, seul capable d'amener une guérison complète. Ce traitement n'est pas moins nécessaire dans certaines ophthalmies chroniques qui, après avoir résisté à tous les modificateurs locaux, guérissent par l'usage des antiscrofuleux, des antisyphilitiques, etc.

Les ophthalmies ne sont pas seules dans ce cas. D'autres maladies des yeux ou de leurs annexes réclament également l'emploi de modificateurs généraux ; ainsi la tumeur et la fistule lacrymales sont fréquemment guéries par le seul usage d'un traitement antiscrofuleux. L'amaurose demande tantôt un traitement tonique et excitant, tantôt un traitement antiphlogistique et débilitant ; d'autres fois même un traitement spécifique, antisyphilitique ou antiscorbutique est nécessaire.

« La thérapeutique des affections oculaires, au point où en sont arrivées les connaissances médicales, ne peut donc être isolée de la thérapeutique des affections générales. L'œil, lié par de si étroites sympathies à tout l'organisme, doit être traité comme une dépendance du tout ; et, pour être bon oculiste, ainsi que l'a dit M. Carron du Villards, il faut avant tout être bon médecin (1). »

(1) *Guide pratique pour l'étude et le traitement des maladies des yeux*, par Ch.-J.-F. Carron du Villards. Paris, 1838, T. 1, p. 189.

Messieurs, je crois vous avoir prouvé que l'ophthalmologie, bien loin d'être une *spécialité*, dans le sens ordinairement attaché à ce mot, embrasse, au contraire, en entier, le vaste champ de la pathologie et de la thérapeutique médicales et chirurgicales. S'il était nécessaire de vous fournir de nouvelles preuves de l'importance et de la dignité de cette science, je n'aurais qu'à vous montrer les services qu'elle peut rendre à la pathologie générale. Le temps me manquerait pour développer cette nouvelle face de mon sujet; aussi me bornerai-je à quelques aperçus.

L'œil, que l'on peut, à bon droit, considérer comme le plus bel organe du corps humain, est aussi un des plus compliqués. La plupart des tissus élémentaires et des systèmes organiques y sont représentés. On y trouve des tissus muqueux, fibreux, séreux, vasculaire, nerveux, pigmentaire, épithélial. Les affections de ces divers systèmes peuvent se montrer dans les différentes membranes de l'œil, de sorte que, suivant l'expression de M. Sichel, presque toute la nosologie doit être et est réellement représentée dans l'œil, abstraction faite toutefois des différences qui résultent nécessairement du peu de volume de l'organe, de la finesse de ses tissus et des modifications qu'ils ont subies. La complication de structure de l'œil est encore augmentée par la présence de certains tissus, tels que la cornée, le cristallin avec sa capsule, et l'iris, qui n'ont point d'analogues dans le corps humain, et qui sont parfois le siége de maladies tout à fait spéciales.

Les fonctions à la fois si essentielles et si délicates de l'œil, son exquise sensibilité et les rapports intimes qu'il entretient avec les différents systèmes de l'économie, font de lui, non-seulement le miroir de l'âme, mais aussi celui de la santé. Vif, brillant, humecté, se mouvant avec facilité dans tous les sens, n'offrant aucune teinte étrangère et présentant une contractilité prononcée de la pupille, alors qu'on se porte bien ; le globe oculaire subit des changements remarquables dans l'état de maladie.

L'*expression* des yeux peut présenter toutes les nuances: ils sont tantôt doux, suppliants; d'autres fois menaçants, hagards, effrayés ou exprimant un abattement profond. Plusieurs de ces nuances peuvent même se succéder dans un court espace de temps. Elles sont en rapport avec l'état d'excitation ou d'affaissement de l'organisme.

Les *mouvements* du globe oculaire sont aussi susceptibles de subir divers changements, liés tantôt à des lésions de l'encéphale, d'autres fois à des affections nerveuses symptomatiques ou sympathiques. Les yeux sont fixes dans la catalepsie; convulsés en haut dans l'éclampsie des enfants; agités de mouvements divers dans l'hydrocéphalie; atteints de strabisme dans les mêmes maladies ou dans les affections vermineuses, etc.

Le globe de l'œil semble quelquefois éprouver des variations dans son *volume*. Il paraît augmenté dans certaines fièvres inflammatoires, dans les cas de congestion vers la tête et dans toutes les circonstances où un obstacle quelconque s'oppose au retour du sang veineux par les vaisseaux du cou, ou tend à pousser le sang artériel vers le cerveau. Le volume de l'œil semble, au contraire, diminué dans tous les cas où un amaigrissement considérable se produit avec rapidité. On en a un exemple frappant dans le choléra algide, où les yeux sont profondément enfoncés dans l'orbite et entourés d'un cercle noirâtre. Les évacuations abondantes, les grandes douleurs physiques et morales produisent le même effet.

La *coloration* de l'œil offre aussi des modifications en rapport avec certains états morbides. Ainsi, dans l'ictère, il prend une couleur jaune plus ou moins marquée; il est bleuâtre chez les phthisiques, chez les sujets anémiques et chez quelques individus atteints de fièvres intermittentes. La couleur terne de la sclérotique indique un mauvais état de la constitution.

La *cornée*, habituellement si brillante, perd de son éclat dans certaines maladies, et il n'est pas rare de la voir devenir terne et comme voilée peu d'instants avant la mort.

L'état de la *pupille* peut être troublé de diverses manières. Quelquefois elle offre un rétrécissement marqué, comme cela s'observe dans l'inflammation des méninges. D'autres fois, au contraire, elle reste largement dilatée, quoiqu'on l'expose à une vive lumière, ou ne se rétrécit qu'avec beaucoup de lenteur, ainsi que cela se voit dans les affections comateuses et la compression cérébrale. Les affections vermineuses sont aussi accompagnées d'une dilatation marquée de la pupille; mais cette ouverture se contracte encore sous l'influence de la lumière. Enfin les empoisonnements par la belladone, le datura et la plupart des poisons narcotico-âcres, donnent également lieu à une dilatation de la pupille. La forme de cette ouverture peut devenir irrégulière dans quelques maladies, notamment dans la syphilis et dans certains cas d'affection vermineuse.

Les parties accessoires de l'appareil de la vision, celles que l'on désigne sous le nom de *tutamina oculi*, présentent aussi, chez l'homme malade, des altérations ou des changements qui ont une grande importance diagnostique. C'est ainsi que, dans la manie et l'idiotisme, les *paupières* se livrent à un clignotement perpétuel; qu'elles se meuvent avec lenteur ou restent à moitié entr'ouvertes dans les affections adynamiques; tandis qu'elles sont constamment rapprochées dans le coma et la compression cérébrale. Dans les paralysies du nerf facial, les paupières ne peuvent plus se rapprocher complétement, parce que le muscle orbiculaire a perdu la faculté de se contracter.

La *caroncule* est très-colorée chez les individus sanguins et pléthoriques; elle est, au contraire, fort pâle chez les individus anémiques.

Les *cils* sont quelquefois chargés de poussière dans les maladies aiguës graves. Quant aux *sourcils*, ils sont relevés dans le délire furieux des fébricitants et des maniaques, et déprimés dans la mélancolie et la céphalalgie intense. Ils s'abaissent et s'élèvent alternativement dans certaines maladies accompagnées d'une gêne considérable de la respiration.

La position superficielle, et pour ainsi dire extérieure, du globe oculaire et la transparence de ses milieux ne fournissent pas seulement de précieuses lumières au diagnostic ; elles contribuent encore à éclairer la pathologie, en permettant d'observer, sans intermédiaire, la plupart des phénomènes morbides qui s'y accomplissent, de les suivre dans leur propagation, leur marche et leurs transformations, et de se rendre compte des procédés que suit la nature pour en amener la guérison. Cet examen démontre que, si la nature suffit à guérir beaucoup de maladies, ses efforts aveugles peuvent aussi amener la destruction de l'organe et même la mort de l'individu. Il en résulte cet enseignement que, si le médecin doit se contenter parfois du rôle d'interprète et de ministre de la nature, il est plus souvent nécessaire qu'il s'en fasse le directeur et même le perturbateur.

L'action des diverses substances médicamenteuses peut, elle-même, être éclairée par l'observation des effets qu'elles produisent, dans les maladies de l'œil, soit qu'on les applique topiquement, soit qu'on les administre à l'intérieur. Les modifications en bien ou en mal, qui se produisent presque toujours avec rapidité, sont facilement appréciables, et les résultats obtenus peuvent servir de guides pour l'emploi des mêmes moyens dans d'autres maladies.

Il n'est pas jusqu'aux phénomènes qui succèdent aux opérations pratiquées sur les yeux qui ne puissent être utiles, en montrant les procédés que suit la nature pour réparer les parties lésées par l'instrument.

Ainsi l'ophthalmologie, qui doit tant à la médecine générale, lui est utile, à son tour, en éclairant la nosologie et la thérapeutique.

Les diverses considérations que je viens d'exposer devant vous me paraissent suffisantes pour vous faire comprendre l'importance de l'ophthalmologie et la place élevée qu'elle doit occuper parmi les sciences médicales. Son but est évident : il consiste à conserver en santé l'organe de la vue et à le guérir lorsqu'il est malade. Les moyens qu'elle emploie pour l'atteindre sont, d'une part, des précautions hygiéniques; d'une autre part, des remèdes généraux ou locaux et des opérations.

Avant de terminer, je crois devoir vous faire connaître le plan que je me propose de suivre dans ces conférences.

L'anatomie et la physiologie de l'appareil de la vision étant la base de l'ophthalmologie, je commencerai par vous les exposer avec soin et détails.

Les moyens d'exploration de l'œil et de ses annexes ont besoin d'être bien étudiés, car ils fournissent de précieuses lumières au diagnostic. Je m'attacherai à vous les indiquer. J'appellerai surtout votre attention sur l'ophthalmoscopie, découverte récente, qui ouvre une voie nouvelle au diagnostic, et sur l'exploration phosphénienne.

A l'aide de l'*ophthalmoscope*, on peut examiner l'œil dans ses parties les plus profondes, et reconnaître des altérations de ses milieux qui, sans lui, auraient passé inaperçues; toutefois, c'est un moyen encore nouveau et sur la valeur duquel il faut être très-réservé.

Quant aux *phosphènes*, dont on provoque l'apparition par des pressions exercées sur le globe oculaire, ils peuvent, en quelque sorte, servir à mesurer la sensibilité de la rétine et contribuer au diagnostic de certaines maladies.

Ces préliminaires une fois posés, nous aborderons directement l'étude des maladies des yeux et de leur traitement, en insistant spécialement sur les plus graves et les plus fréquentes.

FIN.

www.ingramcontent.com/pod-product-compliance
Lightning Source LLC
Chambersburg PA
CBHW060714050426
42451CB00010B/1445